VILLE DE BREST

EXPÉRIENCES

RELATIVES

A L'EAU DE MER ÉLECTROLYSÉE

Système HERMITE

RAPPORT

FAIT

AU CONSEIL MUNICIPAL DE BREST

PAR

Le Dr Alain PITON

MÉDECIN DE 1re CLASSE DE LA MARINE, PROFESSEUR A L'ÉCOLE DE MÉDECINE NAVALE DE BREST

ANCIEN ÉLÈVE DE L'INSTITUT PASTEUR

PARIS

IMPRIMERIE ET LIBRAIRIE CENTRALES DES CHEMINS DE FER

IMPRIMERIE CHAIX

SOCIÉTÉ ANONYME AU CAPITAL DE CINQ MILLIONS

Rue Bergère, 20

1894

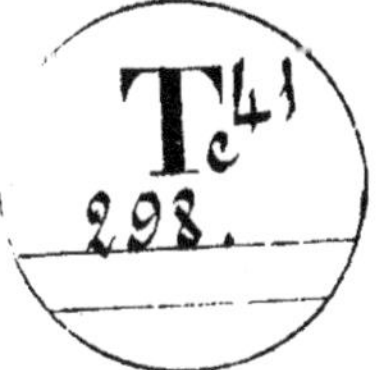

EXPÉRIENCES BACTÉRIOLOGIQUES

SUR

L'EAU DE MER ÉLECTROLYSÉE

Système **HERMITE**

Les expériences que j'ai entreprises sur la demande de M. le Maire de Brest ont pour but de rechercher:

1° La stabilité de l'eau de mer électrolysée portée à des titres divers de chlore;

2° La stabilité du mélange de cette eau avec l'eau de mer ou avec l'eau douce.

3° Son pouvoir de désodorisation.

4° Son pouvoir dissolvant des matières fécales et du papier.

5° La quantité minima nécessaire pour stériliser les cultures microbiennes pures et les matières fécales.

6° Le minimum de temps nécessaire à cette stérilisation.

7° Les effets produits sur les matières contenues dans les fosses d'aisances et les siphons dilueurs du bureau de police du port de Commerce, où la Société Hermite a monté son appareil électrolyseur.

8° Le meilleur titre auquel on doit porter l'eau électrolysée pour obtenir une bonne antisepsie avec les moindres dépenses.

I

Stabilité de l'eau de mer électrolysée.

Définition de l'eau électrolysée. — L'eau électrolysée est produite par le passage d'un courant électrique dans de l'eau de mer.

Le courant a une force électro-motrice de 6 à 7 volts, et une intensité variable pouvant s'élever jusqu'à 1200 ampères.

Il produit la décomposition du chlorure de magnésium contenu dans l'eau de mer. Le chlorure de sodium n'est pas attaqué ; il joue le rôle de conducteur.

Les produits de la décomposition du chlorure de magnésium sont de la magnésie et un composé oxygéné du chlore.

La magnésie se porte au pôle négatif. Le composé oxygèné du chlore qui se porte au pôle positif se dissout dans l'eau ; à laquelle il donne ses propriétés désodorisantes et antiseptiques.

Stabilité. — L'eau de mer peut être électrolysée à des titres divers correspondant à des quantités plus ou moins grandes de chlore mis en liberté par la décomposition du chlorure de magnésium.

C'est ainsi, que l'on peut obtenir de l'eau électrolysée à 1, à 0,75, à 0,50 et 0,25 pour mille, suivant qu'elle contient 1 gramme, 0gr,75, 0gr,50 et 0gr,25 de chlore par litre.

Les expériences bactériologiques que j'ai instituées ont porté sur l'eau électrolysée à ces quatre titres.

Eau à 1 et à 0,75. — Le 18 janvier 1894, M. le docteur Taburet, médecin de 2e classe de la marine, s'est rendu au port de Commerce. Il y a prélevé des échantillons d'eau à 1 et à 0,75 pour 1000. Dès l'arrivée des flacons au laboratoire de bactériologie de l'Hôpital Maritime, nous en avons fait le titrage chlorométrique par la décoloration d'une goutte d'indigo mise dans une solution titrée d'anhydride arsénieux.

Les résultats de ce dosage ont été conformes à celui qu'avait indiqué M. Coudray qui dirige les appareils électrolyseurs. Le premier des échantillons contient bien 1 gramme de chlore par litre ; le deuxième en contient 0gr,75.

Pour me rendre compte de la stabilité de l'eau électrolysée à 1 et à 0gr,75, je me propose de l'expérimenter :

1° A l'air libre, à l'abri de la lumière ;

2° En vase clos, à l'abri de la lumière ;

3° En vase clos, exposé à la lumière.

Eau à l'air libre et à l'abri de la lumière. — Deux flacons de 300 grammes d'eau électrolysée l'une à 1 p. 1000, l'autre à 0,75 p. 1000 sont versés chacun dans un verre à expériences où l'eau présente une large surface d'évaporation.

Ces verres sont renfermés dans une armoire à l'abri de la lumière.

Le titrage de ces eaux fait à des jours successifs donne les résultats suivants :

1° Eau à 1 p. 1.000

18 janvier.	— Titrage	. .	1
19	—	—	0,95
20	—	—	0,95
22	—	—	0,90
29	—	—	0,82

Perte en onze jours $= \frac{18}{100}$ soit une moyenne inférieure à $\frac{2}{100}$ par jour.

2° Eau à 0,75 p. 1,000

18 janvier.	— Titrage	. .	0,75
19	—	—	0,72
20	—	—	0,72
22	—	—	0,66
29	—	—	0,63

Perte en onze jours $= \frac{12}{100}$ soit une moyenne de $\frac{1}{100}$ par jour.

Eau en vase clos à l'abri de la lumière. — Deux flacons de 300 grammes bouchés à l'émeri sont conservés dans la même armoire, à l'abri de la lumière.

Le titrage de ces eaux donne les résultats suivants :

1° Eau à 1 p. 1.000

18 janvier.	Titrage.	. . .	1
19	—	—	1
20	—	—	1
22	—	—	0,98
29	—	—	0,96

Perte en onze jours $= \frac{4}{100}$, soit une moyenne inférieure à $\frac{1}{200}$ par jour.

2° Eau à 0,75 p. 1,000

18 janvier.	Titrage.	. . .	0,75
19	—	—	0,73
20	—	—	0,72
22	—	—	0,72
29	—	—	0,70

Perte en onze jours $= \frac{5}{100}$, soit une moyenne de $\frac{1}{200}$ par jour environ.

Ces deux expériences démontrent que l'eau électrolysée exposée à l'air libre perd au bout d'une dizaine de jours, au moins deux fois plus de chlore que l'eau conservée en vase clos.

Eau exposée à la lumière. — Un flacon bouché à l'émeri a été exposé à la lumière du laboratoire pendant sept jours.

Le titrage de l'eau électrolysée à 1 p. 1.000, qu'il

contenait, a démontré qu'elle ne perdait pas plus de chlore que l'eau conservée à l'abri de la lumière.

Conclusion : La lumière ne semble pas agir sur le composé oxygéné du chlore dissous dans l'eau électrolysée.

Eau à 0,50 et à 0,25. — Après avoir fait ces trois expériences sur l'eau à 1 et à 0,75 j'ai voulu connaître la stabilité de l'eau à 0,50 et à 0,25.

Ces expériences nous ayant appris que l'exposition à l'air augmente sensiblement la perte de chlore et que les rayons lumineux ne semblent pas diminuer le titre de l'eau, je n'ai expérimenté l'eau à 0,50 et à 0,25 qu'en vase clos mis à l'abri de la lumière.

Les tableaux suivants nous donnent les résultats des titrages successifs.

1° Eau à 0,52

28	janvier.	Titrage. . . .	0,52
29	—	—	0,52
31	—	—	0,46
3	février	—	0,40

Perte en 6 jours $= \frac{12}{100}$, soit $\frac{2}{100}$ par jour.

2° Eau à 0.25

28 janvier, titrage 0,25.

29 janvier. Le titre de cette eau est considérablement diminué. Il faut employer 45 centimètres cubes d'eau électrolysée pour décolorer 3 centimètres cubes de solution arsénieuse indigotée, lorsque 37 centimètres cubes

suffisent à décolorer une eau qui contient 0^{gr},25 de chlore. D'autres essais faits avec l'eau à 0^{gr},25 confirment cette perte rapide de chlore.

Ces divers titrages nous démontrent que l'eau à 1, à 0,75 et à 0,50 p. 1.000 est relativement stable; que l'eau à 0,25 est très instable.

Causes de l'instabilité. — La stabilité est d'autant plus grande que le titre est plus élevé.

A quoi est due la diminution du titre du chlore ?

Dans les deux premières expériences faites à l'air libre on peut accuser l'évaporation.

Mais la perte subie par les flacons bouchés à l'émeri ne peut s'expliquer que par la combinaison du chlore libre avec les bases ou les sels non saturés que contient l'eau électrolysée.

La lumière semble avoir peu d'influence ainsi que le démontre la troisième expérience.

Il est cependant certain que ces trois facteurs, « évaporation, combinaison, lumière », doivent jouer un rôle dans la perte du chlore.

Possibilité du transport de l'eau de mer électrolysée à distance. — Des expériences que j'ai citées, il résulte que la perte du chlore est relativement minime au bout d'une dizaine de jours.

Cette constatation a de l'importance au point de vue de la possibilité du transport à distance de l'eau électrolysée. Deux facteurs de déperdition de chlore seront supprimés « la lumière et l'évaporation » le liquide ne pouvant se transporter qu'en vase clos qui est en général opaque.

Il ne restera que le facteur « combinaison » dont le rôle est certainement limité.

Une conclusion pratique découle de ces considérations : c'est la possibilité de faire servir l'eau électrolysée dans les établissements situés loin du lieu de sa fabrication.

S'il est prouvé que ce produit est réellement antiseptique et peut être obtenu à peu de frais, il est facile de se rendre compte de l'utilité du transport de cette eau dans les bâtiments où se trouvent réunis un grand nombre d'hommes, sains ou malades, tels que casernes, lycées, hôpitaux, etc.

II

Stabilité des mélanges d'eau électrolysée avec l'eau de mer ou l'eau douce.

Il est utile de connaître la stabilité du mélange de l'eau électrolysée avec l'eau de mer ou l'eau douce, afin de savoir si on peut le transporter à l'état de concentration et le mélanger avec une de ces deux eaux, au moment de s'en servir.

Un contretemps survenu dans le cours de mes expériences m'a permis d'élucider cette question.

Mélange d'eau électrolysée et d'eau de mer.

Le 25 janvier, M. le docteur Parin, médecin des colonies, qui s'était mis gracieusement à ma disposition se chargea de surveiller le prélèvement des échantillons dans l'appareil électrolyseur.

Le prélèvement fut fait le 25 janvier, après midi, et aussitôt les échantillons furent apportés au laboratoire de l'Hôpital Maritime par un infirmier.

Je les plaçai moi-même dans une armoire à l'abri de la lumière. Le lendemain matin, 26 janvier, je fis les essais chlorométriques et je constatai les résultats suivants : La solution titrée la veille à 0gr,50, ne contenait plus que 0gr,28 de chlore. Quant à la solution titrée 0gr,25, il fallait 180 centimètres cubes d'eau électrolysée pour décolorer la solution arsénieuse indigotée; elle ne contenait presque plus de chlore.

Dans l'après-midi du même jour, je me rendis au port de Commerce et je fis part à M. Coudray de mes titrages chlorométriques, en lui demandant comment il avait fait les deux échantillons d'eau électrolysée qu'il m'avait expédiés la veille.

M. Coudray me répondit qu'il avait composé l'eau à 0,50 en mélangeant des parties égales d'eau de mer et d'eau électrolysée à 1 gramme.

L'eau à 0,25 avait été faite en mélangeant des parties égales d'eau de mer et d'eau électrolysée à 0,50.

Je le priai de contrôler mes expériences en faisant de nouveaux mélanges qu'il titrerait le lendemain.

Ses résultats furent conformes aux miens.

On peut donc conclure que le mélange d'eau électrolysée et d'eau de mer est très instable. Le chlore libre se combine sans doute aux bases contenues dans l'eau de mer ou aux sels non saturés.

Désirant reprendre mes expériences le plus tôt possible, je priai M. Coudray de me faire directement dans l'électrolyseur de l'eau à 0,50 et à 0,25.

Pour cela, il vida presque entièrement devant moi une cuve qui contenait de l'eau concentrée à 1 gramme; il ne laissa qu'une centaine de litres au fond de la cuve. De l'eau de mer y fut introduite jusqu'à concurrence de 500 litres environ; le mélange fut soumis à l'action de l'électrolyseur et porté à 0gr,47, titrage constaté par moi-même. Pour obtenir de l'eau à 0gr,25, M. Coudray fit emplir la cuve d'eau de mer, et le nouveau mélange fut mis en circulation dans l'électrolyseur.

A cause de la grande rapidité avec laquelle l'eau électrolysée est portée au titre de 0gr,25, nous ne pûmes obtenir que de l'eau à 0gr,37. Ces échantillons d'eau à 0gr,47 et à 0gr,37, furent transportés le soir même à l'Hôpital Maritime. Le lendemain matin, j'en fis l'essai chlorométrique et j'obtins les résultats suivants.

Des trois flacons contenant de l'eau titrée la veille à 0gr,47, deux ne dénotaient plus que 0gr,25 de chlore, tandis que le troisième titrait 0gr,90. Les titrages ont été contrôlés par M. Coudray, à qui j'ai rapporté moi-même les flacons, en présence du Dr Pungier et du Dr Parin. Le flacon dont j'avais titré le chlore à 0,90, a été titré par lui à 0gr,94.

Comment expliquer l'élévation du titre de ce dernier flacon ?

Y a-t-il eu erreur dans l'envoi d'un flacon ?

Ce flacon a-t-il été rempli par inadvertance dans la deuxième cuve de l'électrolyseur où l'eau était concentrée à près de 1 gramme par litre ?

Je ne vois pas d'autres explications possibles.

Les flacons dosés à 0gr,37 avaient perdu la plus grande partie de leur chlore.

Cette seconde expérience prouve que le mélange d'eau de mer fait dans l'électrolyseur, ne paraît pas plus stable que le mélange fait dans des vases.

Il semble donc qu'on soit en droit de conclure que, pour que l'eau soit stable, il faut la porter, sans mélange, au titre que l'on désire obtenir, et que ce titre soit supérieur à 0,25 et au moins égal à 0,50.

Je crois cependant qu'on peut obtenir cette stabilité par un mélange fait dans l'électrolyseur, à la condition que ce mélange soit soumis à l'action électrolytique pendant un temps assez long.

Mais aurait-on un plus grand avantage à faire ce mélange, qu'à faire l'électrolysation de l'eau de mer naturelle? Je ne le crois pas.

On peut donc condamner d'une façon générale les mélanges d'eau de mer et d'eau électrolysée.

2° Mélange d'eau électrolysée et d'eau douce.

Le 31 janvier je fais les mélanges suivants :

a. Parties égales d'eau électrolysée à 1 gramme et d'eau douce: titrage = 0,50.

b. Parties égales d'eau électrolysée à 0,75 et d'eau douce: titrage = 0,38.

c. Parties égales d'eau électrolysée à 0,50 et d'eau douce : titrage = 0,25.

Le titrage du mélange est donc égal à la moitié du titrage de l'eau électrolysée.

Le 2 février, j'essaie de nouveau ces trois mélanges.

Le premier conserve son titre de 0,50.

Le deuxième donne un titre de 0,34.

Le troisième est impossible à titrer, le chlore ayant beaucoup diminué.

Le 4 février, je fais de nouveaux essais et je constate que :

Le premier mélange est toujours à 0,50;

Le deuxième est à 0,33.

Il en résulte que l'eau électrolysée supporte l'eau douce beaucoup mieux que l'eau de mer.

Elle la supporte même bien et d'autant mieux que le titre de l'eau électrolysée est plus élevé.

Nous avons donc dans l'eau douce un moyen d'étendre l'eau électrolysée concentrée, transportée dans un établissement situé loin du lieu de sa fabrication.

III

Désodorisation des matières fécales.

On peut dire que la désodorisation des matières fécales est instantanée.

Plusieurs fois, j'ai recueilli dans un verre à expériences, des selles très dures et des selles molles ou liquides.

Toujours la désodorisation s'est faite, dès que l'eau électrolysée a été versée sur les matières.

L'odeur du chlore, peut-on objecter, masque seulement l'odeur des matières qui reparaîtra plus tard.

Cette objection est erronée.

La désodorisation est réelle; l'odeur ne reparaît plus.

Si la selle est dure, on peut la triturer dans le verre, après y avoir versé de l'eau électrolysée, l'odeur a disparu pour toujours. Les selles molles et liquides, permettant un contact plus intime, sont encore plus facilement désodorisées.

Je considère cette désodorisation rapide comme un excellent argument en faveur de l'eau électrolysée.

Il suffit du reste, pour s'en convaincre, de visiter les cabinets publics situés au bureau de police du port de Commerce; ces endroits, qui sentent en général si mauvais, ne répandent aucune odeur de matières fécales.

Cette odeur est remplacée par une légère odeur de chlore qui n'est ni irritante, ni désagréable.

IV

Action dissolvante.

Je n'ai constaté aucune action dissolvante bien caractérisée de l'eau électrolysée, ni sur les matières fécales, ni sur le papier.

Au fond des tubes, conservés depuis le commencement des expériences, on peut voir les matières réduites en poudre.

Je crois que l'eau ordinaire produit la même désagrégation.

Le 24 janvier, j'ai introduit dans un flacon d'eau

électrolysée à 1 p. 1.000 des morceaux de papier journal.

Ils sont encore intacts après vingt-huit jours d'immersion ; les caractères d'imprimerie ne sont pas effacés.

L'effet le plus notable est la disparition rapide du chlore au contact du papier et la stabilité de l'eau électrolysée quand le papier s'est saturé de chlore.

Au bout de trois jours, le titre tombe de 1 gramme à $0^{gr},38$ et il se maintient à ce taux pendant douze jours.

V

Quantité minima nécessaire à la stérilisation.

Pour déterminer la quantité minima d'eau électrolysée à divers titres, nécessaire à la stérilisation, je me suis adressé aux cultures pures en bouillon des bacilles du choléra, de la fièvre typhoïde et du *bacillus subtilis* en sporulation, dont les spores sont les plus résistantes que l'on connaisse. Puis j'ai porté mes expériences sur les matières fécales.

Les expériences ont été faites avec l'eau électrolysée à 1, à 0,75, à 0,50 et 0,25. Deux expériences ont été faites avec l'eau à 0,36.

Action sur les bacilles en culture pure.

1° Eau à 1 p. 1.000.

1 centimètre cube de culture pure du bacille du

choléra, du bacille typhique et du *bacillus subtilis* en sporulation sont mélangés chacun avec 10 centimètres cubes d'eau électrolysée à 1 p. 1000.

Au bout d'une demi-heure, d'une heure, de deux heures de contact, la valeur d'une anse de platine de ces mélanges est ensemencée dans du bouillon peptonisé stérile.

Un tube témoin est ensemencé avec une anse de platine d'eau électrolysée et une anse de culture diluée dans 10 grammes de bouillon stérile, afin ne s'assurer que la petite quantité d'eau électrolysée prélevée par l'anse n'empêche pas la culture du bacille vivant.

Les tubes ensemencés sont mis à l'étuve à 35 degrés.

Les tableaux suivants donnent les résultats de ces expériences; le signe + indique les tubes qui ont cultivé, le signe — indique les tubes qui sont restés stériles.

	APRÈS UN CONTACT DE	DATES			
		18 Janvier	19 Janvier	20 Janvier	21 Janvier
Choléra.	1/2 heure	—	—	—	—
	1 heure	—	—	—	—
	2 heures	—	—	—	—

	APRÈS UN CONTACT DE	DATES			
		18 Janvier	19 Janvier	20 Janvier	21 Janvier
Bacille typhique.	1/2 heure	—	—	—	—
	1 heure	—	—	—	—
	2 heures	—	—	—	—
Subtilis.	1/2 heure	—	—	—	—
	1 heure	—	—	—	—
	2 heures	—	—	—	—
Tube témoin.		+			

CONCLUSION

10 centimètres cubes d'eau électrolysée à 1 p. 0/00 stérilisent en une demi-heure 1 centimètre cube de culture pure en bouillon du bacille du choléra, du bacille typhique et du *bacillus subtilis* sporulé.

2° Eau à 0,75 et à 0,50 p. 0/00

Les mêmes expériences faites avec les eaux à 0,75 et à 0,50 donnent les mêmes résultats.

3° Eau à 0,25

Les expériences faites avec l'eau à 0,25 montrent que 10 centimètres cubes stérilisent en une demi-heure 1 centimètre cube de culture pure du bacille du choléra et du bacille typhique; mais qu'il faut 20 centimètres cubes pour stériliser en une demi-heure 1 centimètre cube de culture du *subtilis* sporulé.

On peut donc conclure que l'action antiseptique de l'eau de mer électrolysée est évidente sur les bacilles, au bout d'une demi-heure de contact.

Des expériences ultérieures essaieront de déterminer si l'on peut réduire la dose de l'antiseptique et la durée de son contact.

Action sur les matières fécales. — Il ne suffit pas de connaître l'action d'un antiseptique sur une culture pure en bouillon ; il faut encore l'étudier sur l'habitat des micro-organismes, et dans le cas présent, sur les matières fécales et les microbes qu'elles contiennent. Ces matières protègent très efficacement les microbes qu'elles enveloppent des résidus de la digestion ; les matières albuminoïdes et surtout les matières grasses qui entrent dans leur composition, empêchent le contact de l'antiseptique et des micro-organismes. Il me fallait donc déterminer, d'une façon très attentive, la dose nécessaire à la stérilisation des matières fécales.

Je devais me placer dans les conditions normales, c'est-à-dire dans les conditions que rencontre l'agent stérilisateur dans les égouts et les fosses d'aisances.

Je devais même exagérer les difficultés de contact, pour arriver à un résultat certain.

Aussi ai-je toujours choisi des matières fécales très dures, et les ai-je peu agitées, après leur ensemencement dans le tube d'essai qui contenait l'eau électrolysée.

Ces précautions prises, j'ai fait les expériences suivantes :

1° Eau à 1 p. 0/00.

18 janvier. — J'ensemence 1 gramme de matières fécales dans 10 centimètres cubes d'eau électrolysée.

Après une demi-heure, une heure, deux heures de contact, je fais des ensemencements en bouillon peptonisé stérile; les tubes sont mis à l'étuve à 35°.

Le lendemain matin, tous les tubes sont troubles.

20 janvier. — Les mêmes expériences sont recommencées avec 1 gramme de matières fécales pour 20 centimètres cubes et 30 centimètres cubes d'eau électrolysée.

Le tableau suivant donne le résultat de l'expérience :

	APRÈS UN CONTACT DE	DATES			
		21 Janvier	22 Janvier	23 Janvier	
Mélange à $\frac{1}{20}$	1/2 heure	+			
	1 heure	—	+		
	2 heures	—	+		
Mélange à $\frac{1}{30}$	1/2 heure	—	+		
	1 heure	—	—	+	
	2 heures	+			

22 janvier. — Mêmes expériences avec 1 gramme de matières fécales pour 40 centimètres cubes et 50 centimètres cubes d'eau électrolysée.

	Après un contact de	Dates			
		23 Janvier	24 Janvier	25 Janvier	26 Janvier
Mélange à $\frac{1}{40}$	1/2 heure	—	—	—	—
	1 heure	—	—	—	—
	2 heures	—	—	—	—
Mélange à $\frac{1}{50}$	1/2 heure	—	—	—	—
	1 heure	—	—	—	—
	2 heures	—	—	—	—

CONCLUSIONS

40 centimètres cubes d'eau électrolysée à 1 p. 0/00 suffisent à stériliser 1 gramme de matières fécales.

Si nous admettons que le poids moyen d'une selle normale est de 150 grammes, nous trouvons qu'il faut $150 \times 40 = 6.000$ centimètres cubes, soit 6 litres d'eau électrolysée à 1 p. 0/00 pour stériliser une selle.

Une deuxième expérience faite du 11 au 15 février confirme ces résultats.

2° Eau à 0,75.

Des expériences analogues faites avec l'eau électrolysée à 0,75 donnent les résultats suivants :

18 janvier. — Action de 10 centimètres cubes d'eau sur 1 gramme de matières. Le lendemain, tous les tubes sont troubles.

20 janvier. — Action de 20 centimètres cubes et de 30 centimètres cubes d'eau sur 1 gramme de matières.

	APRÈS UN CONTACT DE	DATES			
		21 Janvier	22 Janvier		
Mélange à $\frac{1}{20}$	1/2 heure	—	+		
	1 heure	—	+		
	2 heures	—	+		
Mélange à $\frac{1}{30}$	1/2 heure	+			
	1 heure	—	+		
	2 heures	—	+		

22 janvier. — Action de 40 centimètres cubes et de 50 centimètres cubes d'eau sur 1 gramme de matières.

	APRÈS UN CONTACT DE	DATES			
		23 Janvier	24 Janvier	25 Janvier	26 Janvier
Mélange à $\frac{1}{40}$	1/2 heure	—	—	—	—
	1 heure	—			
	2 heures	—			
Mélange à $\frac{1}{50}$	1/2 heure	—	—	—	
	1 heure	—	—	—	—
	2 heures	—	—	—	—

CONCLUSIONS

50 centimètres cubes d'eau électrolysée à 0,75 suffisent à stériliser 1 gramme de matières fécales. — La stérilisation d'une selle dure demande donc 150 × 50 = 7.500 centimètres soit 7 litres 1/2 d'eau électrolysée à 0,75.

Une deuxième expérience faite du 11 au 15 février confirme ces résultats.

3° Eau à 0,50.

29 janvier. — Action de 40 centimètres cubes et de 50 centimètres cubes d'eau sur 1 gramme de matières fécales.

	APRÈS UN CONTACT DE	DATES			
		30 Janvier	31 Janvier		
Mélange à $\frac{1}{40}$	1/2 heure	+			
	1 heure	+			
	2 heures	+			
Mélange à $\frac{1}{50}$	1/2 heure	—	+		
	1 heure	—	+		
	2 heures	—	+		

31 janvier. — Action de 60, 70 et 80 centimètres cubes d'eau sur 1 gramme de matières.

	APRÈS UN CONTACT DE	DATES			
		1er Février	2 Février	3 Février	
Mélange à $\frac{1}{60}$	1/2 heure	+			
	1 heure	—	—	+	
	2 heures	—	—	+	
Mélange à $\frac{1}{70}$	1/2 heure	+			
	1 heure	+			
	2 heures	+			

	APRÈS UN CONTACT DE	DATES			
		1er Février	2 Février	3 Février	
Mélange à $\frac{1}{80}$	1/2 heure	—	—	—	
	1 heure	—	—	+	
	2 heures	—	—	+	

Des essais faits sur les bouillons prouvent que le trouble constaté le troisième jour est dû à des phosphates terreux. On ne constate du reste qu'un léger dépôt au fond du tube. Le bouillon est limpide ; il ne se trouble que par l'agitation.

Une deuxième expérience faite du 11 au 15 février et une troisième faite du 14 au 18 février me permettent d'affirmer qu'il suffit de 60 centimètres cubes d'eau électrolysée pour stériliser 1 gramme de matières fécales.

CONCLUSIONS

Il faut 9 litres d'eau à 0,50 pour stériliser une selle dure de 150 grammes.

4° Eau à 0,25.

29 janvier. — Action de 40 centimètres cubes et de 50 centimètres cubes de cette eau sur 1 gramme de matières fécales.

	APRÈS UN CONTACT DE	DATES			
		30 Janvier	31 Janvier		
Mélange à $\frac{1}{40}$	1/2 heure	+			
	1 heure	+			
	2 heures	+			
Mélange à $\frac{1}{50}$	1/2 heure	—	+		
	1 heure	—	+		
	2 heures	—	+		

31 janvier. — Action de 60, 70 et 80 centimètres cubes d'eau sur 1 gramme de matières fécales.

	APRÈS UN CONTACT DE	DATES			
		1er Février	2 Février	3 Février	4 Février
Mélange à $\frac{1}{60}$	1/2 heure	—	—	+	
	1 heure	—	—	—	—
	2 heures	—	—	+	
Mélange à $\frac{1}{70}$	1/2 heure	—	—	—	—
	1 heure	—	—	+	
	2 heures	—	—	+	

	APRÈS UN CONTACT DE	DATES			
		1er Février	2 Février	3 Février	4 Février
Mélange à $\frac{1}{80}$	1/2 heure	—	—	—	—
	1 heure	—	—	+	
	2 heures	—	—	+	

CONCLUSIONS

Il faut plus de 80 centimètres cubes d'eau à 0,25 pour stériliser 1 gramme de matières, donc il faut plus de 12 litres de cette eau pour stériliser une selle.

Des expériences faites du 11 au 15 février et du 14 au 18 février ont donné des résultats qui permettent de conclure qu'il faut de 12 à 15 litres d'eau à 0,25 pour stériliser une selle de 150 grammes.

Étant donné le peu de stabilité de l'eau à 0,25 j'ai fait deux expériences avec l'eau à 0,36, intermédiaire à 0,50 et à 0,25.

J'en ai conclu qu'il faut 10 litres d'eau à ce titre pour stériliser une selle de 150 grammes.

Actions sur les matières fécales liquides. — En même temps que j'expérimentais l'action de l'eau électrolysée sur les selles dures, j'étudiais ses effets sur les selles liquides, sur les selles typhiques en particulier.

Le 26 janvier, j'ajoutais à une selle typhique un volume égal d'eau électrolysée à 1 0/00 ; je ne laissais le contact que pendant cinq minutes.

Je fis deux plaques de Pétri; **l'une avec la selle typhique naturelle** dont j'avais conservé une partie; la deuxième avec la selle qui avait subi le contact de l'eau électrolysée. Au bout de quatre jours, **la première plaque** commençait à cultiver et bientôt poussaient une quantité innombrable de colonies.

A la date du 4 février, c'est-à-dire neuf jours après l'ensemencement, on apercevait sur la deuxième plaque une toute petite colonie à peine visible; aucune autre ne s'est montrée depuis cette époque. La colonie développée n'est due ni au bacille typhique, ni au coli-bacille.

Cette expérience plaide en faveur de la rapidité d'action de l'eau électrolysée, lorsqu'on peut lui assurer un contact parfait avec les matières à stériliser.

Action de l'eau électrolysée sur les fosses d'aisances, les égouts, les matières liquides. — On peut conclure que cette eau agira plus efficacement dans les fosses d'aisances fixes où le contact lui est assuré, que dans les égouts où elle coulera plus vite que les matières fécales qu'elle abandonnera sans les avoir stérilisées complètement.

Les urines, les eaux ménagères, les eaux des cales des navires subiront rapidement et efficacement son action stérilisante.

VI

Minimum de temps nécessaire à la stérilisation.

Les expériences que j'ai exposées prouvent que la stérilisation est rapide, lorsque le contact est assuré et que le titre et la quantité de l'eau électrolysée sont suffisants. En effet, les essais qui ont déterminé la quantité et le titre d'eau nécessaires à la stérilisation des bacilles ou des matières fécales ont montré que la stérilisation est aussi bien obtenue, au bout d'une demi-heure, qu'après deux heures de contact.

Dans les expériences qui suivent, j'ai étudié le minimum de temps nécessaire à la stérilisation. A. Des cultures pures en bouillon; B. Des matières fécales.

A. *Culture pure en bouillon.*

En même temps que je recherche le minimum de temps, j'essaie de déterminer la quantité minima d'antiseptique nécessaire à la stérilisation des cultures pures, comme je l'ai déterminée pour les matières fécales.

Le 10 février, je verse dans des tubes contenant chacun 1 centimètre cube d'eau électrolysée à 1 gramme, à 0,75, à 0,50 et à 0,25, un centimètre cube de culture pure du bacille du choléra, un centimètre cube de culture pure du bacille typhique, et un centimètre cube de culture pure du *subtilis* en sporulation.

Je prélève au bout de cinq minutes, dix minutes et

quinze minutes de contact, la valeur d'une anse de platine que j'ensemence en bouillon stérilisé.

Voici les résultats de ces expériences.

1° Bacille cholérique

	APRÈS UN CONTACT DE	DATES			
		11 Février	12 Février	13 Février	14 Février
Eau à 1 gramme	5 minutes	—	—	—	—
	10 minutes	—	—	—	—
	15 minutes	—	—	—	—

Eau à 0,75. Même résultat.

	APRÈS UN CONTACT DE	DATES			
		11 Février	12 Février	13 Février	14 Février
Eau à 0,50	5 minutes	—	+		
	10 minutes	—	—	—	—
	15 minutes	—	—	—	—
Eau à 0,25	5 minutes	+			
	10 minutes	+			
	15 minutes	+			

CONCLUSIONS

1° L'eau à 1 gramme et à 0,75, stérilisent en cinq minutes un volume égal de culture pure en bouillon de bacille cholérique.

2° L'eau à 0,50 produit la stérilisation en dix minutes.

3° L'eau à 0,25 ne peut stériliser la culture en quinze minutes.

2° *Bacille typhique*

	APRÈS UN CONTACT DE	DATES			
		11 Février	12 Février	13 Février	14 Février
Eau à 1	5 minutes	—	—	—	—
	10 minutes	—	—	—	—
	15 minutes	—	—	—	—

Eau à 0,75. Même résultat.

	APRÈS UN CONTACT DE	DATES			
		11 Février	12 Février	13 Février	14 Février
Eau à 0.50	5 minutes	+			
	10 minutes	+			
	15 minutes	+			

Eau à 0,25, Même résultat.

CONCLUSIONS

1° L'eau à 1 gramme et à 0,75 stérilisent en cinq minutes un volume égal de culture pure en bouillon du bacille typhique.

2° L'eau à 0,50 et à 0,25 sont incapables de cette stérilisation en quinze minutes.

3° *Bacillus subtilis en sporulation.*

	APRÈS UN CONTACT DE	DATES			
		11 Février	12 Février	13 Février	14 Février
Eau à 1 gramme	5 minutes	—	—	—	—
	10 minutes	+			
	15 minutes	—	—	—	—
Eau à 0,75	5 minutes	+			
	10 minutes	—	—	—	—
	15 minutes	+			
Eau à 0,50	5 minutes	+			
	10 minutes	+			
	15 minutes	+			

Eau à 0,25. Même résultat que pour l'eau à 0,50.

CONCLUSIONS

1° L'eau à 1 gramme ne produit à volume égal la stérilisation de la culture pure du *subtilis* sporulé qu'au bout de quinze minutes.

2° L'eau à 0,75 ne peut être considérée comme produisant certainement la stérilisation dans ces conditions.

3° L'eau à 0,50 et à 0,25 ne peuvent la produire à volume égal.

Une autre conclusion découle encore de la comparaison de ces trois expériences : c'est la faible résistance du bacille du choléra aux antiseptiques ; il est le seul que stérilise l'eau à $0^{gr},50$, à volume égal, en dix minutes.

B. *Matières fécales.*

Les expériences antérieures ayant démontré qu'il faut 6 litres d'eau à 1 gramme, 7 litres, 50 d'eau à $0^{gr},75$, 9 litres à $0^{gr},50$, 10 litres à $0^{gr},36$ et 12 à 15 litres à $0^{gr},25$, pour stériliser en une demi-heure une selle dure de 150 grammes, j'essaie de déterminer le minimum de temps nécessaire à cette action.

Dans les expériences précédentes, j'avais prélevé l'anse de platine dans le liquide mélangé aux matières. Cette fois je prélève l'anse dans l'intérieur même des matières sur lesquelles l'eau a agi.

Je m'assurerai ainsi de la stérilisation ou de la non-stérilisation du centre des matières.

Les ensemencements ont été faits le 17 février après midi. Voici les résultats que j'ai obtenus :

1° Eau à 1 gramme. — Mélange à $\frac{1}{40}$, soit 6 litres pour une selle :

		18 Février matin
APRÈS UN CONTACT DE . . .	10 minutes	+
	20 minutes	+
	30 minutes	+

2° Eau à 0gr,75. — Mélange $\frac{1}{50}$, soit 7 litres 5 pour une selle. — Même résultat.

3° Eau à 0gr,50. — Mélange $\frac{1}{60}$, soit 9 litres pour une selle. — Même résultat.

4° Eau à 0gr,36. — Mélange $\frac{1}{70}$, soit 10 litres pour une selle. — Même résultat.

5° Eau à 0gr,25. — Mélange $\frac{1}{80}$, $\frac{1}{90}$, $\frac{1}{100}$, soit 12, 13 et 15 litres. — Même résultat.

CONCLUSIONS

Les quantités d'eau déterminées par les expériences antérieures, pour la stérilisation d'une selle dure, ne stérilisent que la surface des matières. Les parties centrales ne subissent pas l'action de l'antiseptique.

Il serait donc imprudent d'abaisser la durée du contact au-dessous d'une demi-heure.

Cette conclusion est extrêmement importante, car l'expérience prouve d'une façon irréfutable la nécessité d'un contact intime des matières et de l'eau électrolysée.

Nous avons montré que cette eau ne dissout ni le papier ni les matières fécales.

Il est donc de toute nécessité de désagréger les matières dès qu'elles sont produites. Un appareil mécanique est indispensable à cette opération.

Tout au moins doit-on laisser les matières séjourner très longtemps dans une fosse fixe, au contact de l'eau électrolysée avant de les envoyer à l'égout.

C'est du reste le rôle que remplit le siphon dilueur établi au poste de police.

Il était, du reste, facile de prévoir la non-stérilisation du centre des matières fécales, en raison de la petite quantité de chlore perdue par l'eau électrolysée au contact des matières.

Après une heure de contact, l'eau nécessaire à la stérilisation de la surface n'a perdu que les quantités suivantes de chlore :

Eau à 1 gramme. . . $\frac{9}{100}$

Eau à $0^{gr},75$ . . . . . $\frac{16}{100}$

Eau à $0^{gr},50$ . . . . . $\frac{9}{100}$

Eau à $0^{gr},36$ . . . . . $\frac{5}{100}$

Eau à $0^{gr},25$ — X. — L'appareil chlorométrique ne permet pas le dosage au-dessous de $0^{gr},25$.

VII

Effets produits par l'eau électrolysée sur les matières contenues dans les fosses d'aisances du poste de police du port de Commerce.

M. Coudray ayant obligeamment mis à ma disposition neuf échantillons qu'il a lui-même prélevés, j'ensemence une anse de platine de ces échantillons dans du bouillon stérile, le 17 février au matin.

Ces échantillons ont été prélevés dans les conditions et les lieux suivants :

1° Échantillon pris le 1er février 1894 dans le caniveau de la cour du poste de police après 939 chasses.

2° Échantillon pris dans la fosse du tout à l'égout de la cour de l'octroi, le 24 janvier après 957 chasses à marée basse.

3° Échantillon pris dans le caniveau de la cour du poste de police le 5 février après 1.267 chasses.

4° Échantillon pris dans la fosse de la cour de l'octroi après 1.352 chasses à marée haute.

5° Échantillon pris dans la fosse de la cour de l'octroi après 1.470 chasses, à marée haute.

6° Échantillon pris dans la cour de l'octroi le 5 février après 1.563 chasses à marée haute.

7° Échantillon pris au siphon dilueur le 31 janvier après 3.443 chasses.

8° Échantillon pris le 5 février au siphon dilueur après 4.440 chasses.

9° Échantillon pris le 15 février au siphon dilueur après 7.991 chasses.

Ainsi qu'on le voit, ces échantillons peuvent se diviser en deux classes :

1° Échantillons provenant des fosses.

2° Échantillons provenant des siphons dilueurs.

Nous devons faire remarquer que les fosses n'ont pas été vidées depuis fort longtemps et qu'elles communiquent avec d'autres fosses où ne pénètre pas l'eau électrolysée.

Les échantillons pris dans les fosses ont une odeur bien marquée de matières fécales ; ceux qui ont été prélevés dans les siphons dilueurs sont inodores.

Ces échantillons sont ensemencés le 17 février vers 10 heures du matin ; les bouillons ensemencés avec les échantillons pris dans les fosses sont franchement troubles. Ceux pris dans le siphon sont restés limpides pendant les quatre jours d'observation.

CONCLUSIONS

1° Les matières provenant des fosses de l'octroi et du poste de police ne sont pas encore stérilisées après 1.563 chasses.

2° **Le liquide du siphon dilueur est stérile.**

VIII

Le meilleur titre auquel on doit porter l'eau électrolysée pour obtenir une bonne antisepsie avec les moindres dépenses.

D'après les renseignements qui m'ont été donnés par M. Coudray, il faut, avec l'appareil monté au port de Commerce :

1° 4 h. 15, soit 255 minutes pour élever à 1 gramme 1.000 litres d'eau de mer ; en vingt-quatre heures on obtiendra donc 5.640 litres à 1 gramme.

2° 3 heures, soit 180 minutes pour élever à 0gr,75, 1.000 litres d'eau ; en vingt-quatre heures on obtiendra donc 8.000 litres à 0gr,75.

3° 1 h. 45, soit 105 minutes pour élever à 0gr,50

1.000 litres d'eau ; en vingt-quatre heures on obtiendra donc 13.700 litres à 0gr,50.

4° 45 minutes pour élever à 0gr,25, 1.000 litres d'eau; en vingt-quatre heures on obtiendra donc 32.000 litres à 0gr,25.

J'ai calculé approximativement qu'il faut 1 h. 15 pour élever à 0gr,36, 1.000 litres d'eau ; en vingt-quatre heures on obtiendra donc 19.000 litres à 0gr,36.

Or 6 litres d'eau à 1 gramme stérilisent 1 selle de 150 grammes.

7,50 litres d'eau à 0gr,75 stérilisent 1 selle de 150 grammes.

9 litres d'eau à 0gr,50 stérilisent 1 selle de 150 grammes.

10 litres d'eau à 0gr,36 stérilisent 1 selle de 150 grammes.

12 et 15 litres d'eau à 0gr,25 stérilisent 1 selle de 150 grammes;

Nous trouvons donc que dans ces conditions l'appareil en expérience peut stériliser en vingt-quatre heures.

Avec l'eau à 1 gramme $\frac{5.640}{6} = 940$ selles.

— à 0gr,75 $\frac{8.000}{7.5} = 1.066$ —

— à 0gr,50 $\frac{13.700}{9} = 1.522$ —

— à 0gr,36 $\frac{19.000}{10} = 1.900$ —

— à 0gr25 » »

A raison de 15 litres par selle $\frac{32.000}{15} = 2.133$ selles.

— 12 — $\frac{32.000}{12} = 2.666$ —

Je ne crois pas devoir proposer la stérilisation par l'eau à $0^{gr},36$ ou à $0^{gr},25$; je crains trop leur instabilité.

J'écarte également l'eau à 1 gramme de chlore par litre; elle revient à un prix trop élevé.

Il faudra donc choisir entre l'eau à $0^{gr},75$ et à $0^{gr},50$; l'une et l'autre sont suffisamment stables.

D'autres facteurs entrent en ligne de compte pour déterminer le choix auquel on devra s'arrêter. La Commission technique instituée près de la municipalité de Brest les fera valoir.

Conclusions

De toutes les expériences que j'ai faites, il résulte :

1° Que l'eau électrolysée est relativement stable; elle l'est d'autant plus que son titre est plus élevé.

A 1 gramme pour 1.000, elle perd $\frac{4}{1.000}$ par jour.

— $0^{gr},75$ — — $\frac{5}{1.000}$ —

— $0^{gr},50$ — — $\frac{20}{1.000}$ —

— $0^{gr},25$ — très grande instabilité.

Au bout de vingt-quatre heures, l'eau à $0^{gr},25$ ne semblait contenir qu'une quantité de chlore excessivement faible.

2° Que le mélange d'eau électrolysée et d'eau de mer est très instable.

3° Que le mélange d'eau électrolysée et d'eau douce est aussi stable que l'eau électrolysée elle-même. D'où la possibilité de son transport à l'état de concentration, et de sa dilution par l'eau douce au moment de s'en servir.

4° Que le pouvoir de désodorisation de l'eau électrolysée est parfait.

5° Que son pouvoir dissolvant des matières fécales et du papier semble nul.

6° Qu'il faut :

a. 6 litres d'eau à 1 gramme pour stériliser une selle dure de 150 grammes.

b. 7 litres d'eau à 0gr,75.

c. 9 — 0gr,50.

d. 10 — 0gr,36.

e. 12 à 15 — 0gr,25.

7° Que l'eau électrolysée à 1 gramme stérilise les selles liquides à volume égal en cinq minutes.

8° Qu'il ne faut pas plus de cinq minutes à l'eau à 1 gramme et à 0gr,75 pour stériliser à volume égal, une culture pure de bacille cholérique ou typhique.

9° Qu'il faut dix minutes à l'eau à 0gr,50 pour stériliser un volume égal de culture pure de bacille cholérique.

10° Qu'il faut quinze minutes à l'eau à 1 gramme pour stériliser un volume égal de culture pure de *subtilis, sporulé sporuli.*

11° Qu'un contact intime est indispensable; d'où nécessité de fosses fixes et d'appareils dilueurs des matières fécales avant de les envoyer à l'égout.

En résumé, les expériences auxquelles je me suis livré me permettent de conclure que l'eau de mer électrolysée est un désodorisant parfait et un excellent antiseptique, qui détruit très rapidement les micro-organismes les plus résistants, à la condition expresse d'assurer un contact intime du micro-organisme et de l'eau électrolysée.

En terminant ce rapport, je prie messieurs les docteurs Vergos, médecin de 1re classe de la marine, Parin, médecin des colonies, Taburet et Ruelle, médecins de la marine, d'accepter mes remerciements pour leur concours amical qui m'a permis de mener rapidement à bonne fin les expériences bactériologiques relatives à l'eau de mer électrolysée.

Brest, le 21 février 1894.

Signé : Dr PITON.

IMPRIMERIE CHAIX, RUE BERGÈRE, 20, PARIS. — 4754-2-94. — (Encre Lorilleux).

www.ingramcontent.com/pod-product-compliance
Ingram Content Group UK Ltd.
Pitfield, Milton Keynes, MK11 3LW, UK
UKHW021957260726
13994UKWH00004B/1798